Dᴿ MAIGNANT
DE LA FACULTÉ DE PARIS
ANCIEN EXTERNE DES HÔPITAUX DE LILLE
EX INTERNE DE LA MAISON DE SECOURS
AUX BLESSÉS DE L'INDUSTRIE

DES CHLORURES

ET DE

L'HYPOCHLORURIE

SA VALEUR PRONOSTIQUE DANS LES MALADIES GRAVES

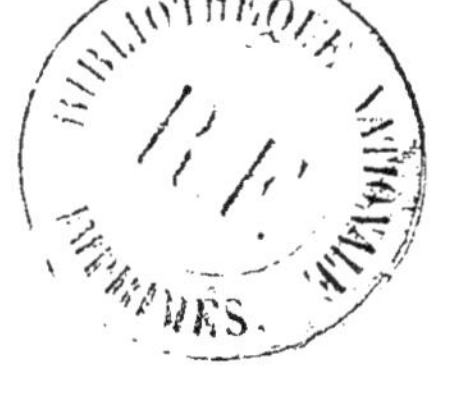

PARIS
A. MALOINE, Éditeur
21, PLACE DE L'ÉCOLE-DE-MÉDECINE
1896

A LA MÉMOIRE DE MON PÈRE ET DE MA MÈRE

A MES ONCLES

Faible témoignage de ma profonde reconnaissance

A MES SOEURS

A MES MAITRES

DE LA FACULTÉ LIBRE DE LILLE

A MON PRÉSIDENT DE THÈSE

M. LE PROFESSEUR DEBOVE

Médecin des hôpitaux
Professeur à la Faculté de médecine
Membre de l'Académie de médecine
Officier de la Légion d'honneur

INTRODUCTION

Pendant le cours de l'année scolaire 1895-1896, di-
rigé et aidé par M. le docteur Hirtz, médecin des hôpitaux, chef de service médical à l'hôpital Ténon, il
nous a été donné de faire sur l'hypochlorurie en général et sa valeur pronostique en particulier dans les
maladies graves, quelques recherches, qui pourront
être, bien que la question soit depuis longtemps connue, d'une certaine utilité, si par leur contribution,
elles parviennent à lui conquérir une petite place dans
la mémoire du praticien et dans nos auteurs classi-
ques un rang moins secondaire.

En effet, dans l'analyse des urines, analyse si féconde en renseignements sur les modifications appor-
tées dans notre organisme par les diverses affections,
que cherche généralement le médecin ?....., leur teneur en sucre, albumine, urée, phosphates, ou pig-
ments biliaires ; mais le reste lui importe peu et leur
richesse chlorurique ne le préoccupe même pas du
tout. Or en négligeant cette dernière recherche, il
perd très souvent, au point de vue du diagnostic, du

pronostic et du traitement de certains états pathologiques, de très précieuses ressources.

C'est ce que nous voudrions démontrer après un
court historique de la question, et un mot sur le
rôle des chlorures dans l'économie, en faisant voir
par quelques exemples, combien l'hypochlorurie est
fréquente dans les maladies aiguës et chroniques,
combien sa connaissance est utile au diagnostic, enfin et surtout combien grande est sa valeur pronostique dans les maladies graves.

Qu'il nous soit permis d'exprimer à M. le docteur
Hirtz, à qui nous devons l'idée de notre thèse, nos
plus sincères remerciements pour la bienveillance qu'il
nous a témoignée en maintes circonstances et les bons
et judicieux conseils qu'il nous a donnés au cours de
ses cliniques.

Nous devons à l'obligeance de M. Brousseau, interne en pharmacie à l'hôpital Tenon, les analyses de
chlorures rapportées plus loin dans nos observations ; nous tenons à l'en remercier ici.

Que M. le professeur Debove professeur à la Faculté de médecine, membre de l'académie de médecine,
veuille bien agréer l'hommage de votre respectueuse
gratitude pour l'honneur qu'il nous fait en acceptant
la présidence de notre thèse inaugurale.

CHAPITRE I

HISTORIQUE

Ce n'est pas d'aujourd'hui que les médecins se sont occupé des changements que les maladies peuvent introduire dans la qualité et la quantité des urines. Celles-ci ont en particulier appelé fortement l'attention d'Hippocrate qui de leur examen tirait déjà des inductions séméiotiques et thérapeutiques, suivant qu'elles étaient *crues* ou *colorées*, nébuleuses ou avec *énéorèmes*, qu'elles déposaient ou non des sédiments (*hypostases*). Actuarius, qui a laissé quatre traités sur les *Différences des urines*, étudie aussi les causes, le jugement et le pronostic d'après leurs propriétés physiques. Mais aux Anciens manquaient complètement les connaissances chimiques et il faut attendre le XVIIe siècle pour avoir avec Van Helmont (1648) un aperçu grossier de la composition intime des urines (Van Helmont, — Ortus medicinæ, opuscula medica inaudita (de *lithiasi*, de febribus, de *humoribus Galeni*, de Peste). Bayle alla plus loin et vers la fin du siècle les savants en retirèrent du phosphore.

Au commencement du XVIIIe sièle, Bellini (De urina

et pulsu, de missione sanguinis, de febribus, etc., 3e édit. Francf. 1718) soumit cette humeur à plusieurs expériences et conclut que sa densité était due à une plus ou moins grande quantité d'eau et de sels fixes.

Bœrhaave (1730) chercha aussi à découvrir la nature de l'urine qu'il considérait comme un liquide excrémentitiel. Mais jusqu'alors rien encore de certain.

C'est avec Rouelle (1773) qu'on voit la première découverte importante, celle de l'urée. Scheele trois ans après y trouvait du phosphate de chaux et de l'acide urique. Enfin vinrent Fourcroy, Vauquelin et Berzélius, dont les analyses plus importantes et surtout plus précises firent oublier tous ces travaux.

Berzélius y signale le premier la présence du chlorure de sodium à la dose de 4 gr. 45 pour 1000 d'urine. Trente ans plus tard (1841) Becquerel s'occupe à nouveau des éléments constituants de l'urine et en fait de nombreuses analyses portant aussi bien sur celle rendue par les individus sains que sur celle rendue par les anémiques ou les fiévreux.

Il donne pour une urine normale 0 gr 659 de chlore pour 24 heures, taux trop faible comme nous le verrons, obtenu par le procédé défectueux de Lecanu.

Mais Neubauer et Vogel, dans leur traité de l'analyse des urines, traitent la question de main de maître. Aussi avons nous fait à leur ouvrage de larges emprunts. (Traduction francaise de Gautier, 1870.)

Depuis on n'a rien ajouté de bien nouveau à ce

qu'ils ont dit des chlorures urinaires, de leurs variations, à l'état normal, avec les individus, l'alimentation et le travail physique et intellectuel ; à ce qu'ils ont dit enfin sur l'hyper et l'hypochlorurie dans les diverses affections aiguës et chroniques.

Vers la même époque, Harley, en Angleterre faisait les mêmes recherches et arrivait aux mêmes conclusions.

Dans sa thèse inaugurale, en 1874, Hébert fait remarquer la fréquence de l'hypochlorurie dans les maladies de l'appareil respiratoire et en donne de nombreuses observations fort intéressantes.

Méhu (L'urine normale et pathologique, 1879) a recherché aussi quelle était la teneur de l'urine en chlorures chez l'individu bien portant et chez l'individu atteint d'une maladie grave.

Tous sont d'accord pour accorder à l'hypochlorurie une valeur clinique importante.

Actuellement, tous les traités d'urologie lui consacrent un chapitre.

Tout récemment enfin M. le professeur Huchard en a fait l'objet d'une leçon à l'hôpital Necker et a montré l'importance de la recherche de l'hypochlorurie dans les maladies chroniques graves (*Journal de Mécine et de chirurgie pratiques,* 10 juillet 1896).

Comme, en passant, nous disons un mot du rôle des chlorures dans le sang, le suc gastrique, la bile, etc. nous tenons à citer les noms de :

Thénard qui le premier prouva l'existence du chlorure de sodium dans la sueur ;

Berzélius, qui le découvrit dans le sang ;

Marcet, dans le liquide de l'hydrothorax ;

Héberger, dans le lait de femme ;

Simon, dans le pus ;

Nasse, dans les larmes et la salive ;

Prout, dans le suc gastrique ;

Fromherz et Gugert, dans les cartilages.

Avant de terminer cet historique, que nous faisons court et bien imparfait, faute de temps, nous devons signaler les travaux plus récents et plus complets de MM. Hayem et Winter sur le chimisme stomacal, Paris, 1889 ;

De M. Winter sur l'équilibre moléculaire des humeurs (*Archives de Biologie*, avril 1896) ;

De M. Gautier (Chimie biologique, Paris 1892) ;

De Baunis et de Viault et Jolyet, où nous avons à l'occasion largement puisé.

CHAPITRE II

Le chlore n'existe pas à l'état libre dans l'urine ;
comme dans les autres humeurs de l'organisme, il y
est combiné à une base, surtout au sodium. Cependant nous y rencontrons encore une faible quantité de chlore à l'état de chlorure de potassium,
d'ammonium et de magnésium. Mais la quantité de
chlore combiné au potassinm, à l'ammonium et au
magnésium étant fort minime, on la néglige dans la
pratique, et l'erreur qui en découle ne peut avoir aucune importance.

Becquerel (Becquerel, séméiotique des urines) et
les auteurs de son temps (Lecanu) dosaient le chlore
par incinération, opération défectueuse et qui donnait
des résultats erronés, parce qu'il s'en volatilisait une
grande partie pendant les manipulations.

Ainsi Becquerel ne trouvait que 0, 66 de chlore
dans l'urine de 24 heures.

Nous verrons que les procédés d'analyse actuels

dénotent une quantité beaucoup plus grande de chlore. C'est depuis que les dosages des chlorures ont été faits par double décomposition avec un autre sel, soit le nitrate d'argent, soit le nitrate acide de mercure. — Hégar (dissertation inaugurale sur les chlorures. Thèse traduite 1852) trouve, en effet, 7 à 13 gr. de chlore dans l'urine de 24 heures. Béclard donne 5 gr.; Parkès 7 gr. 50 ; Robin et Verdeil 9 gr (Robin et Verdeil. — Traité de chimie anatomique et physiologique, Paris 1853).

Il existe diverses manières de procéder dans la recherche des chlorures. — Le procédé de Liébig, c'est-à-dire le dosage des chlorures par le nitrate acide de mercure offre de grands avantages, surtout lorsqu'on veut doser en même temps la quantité d'urée, mais il a l'inconvénient d'exiger un temps assez long, une préparation et un titrage de solution plus long et plus difficile que le procédé par le nitrate d'argent liquide que nous lui avons préféré.

Quant au dosage par le nitrate d'argent, deux procédés sont en présence : Premièrement, le dosage à l'aide de la balance ; deuxièmement, le dosage par la méthode volumétrique.

Le premier procédé, indiqué par Méhu (Chimie médicale appliquée aux recherches cliniques, page 311.) nous ayant semblé le meilleur et surtout le plus exact, est celui que nous avons employé ; aussi laissant de côté les autres méthodes nous nous bornerons à exposer notre manière de faire.

Dosage du chlorure de sodium. — Méthode par pesée.

On dose le chlorure de sodium en le précipitant à l'état de chlorure d'argent.

« On prend une petite capsule de platine placée sur une toile métallique reposant elle-même sur un trépied qui l'élève à 12 ou 15 centimètres au-dessus d'un bec de Bunzen ; on y verse 10 centimètres cubes d'urine et on évapore avec précaution. Vers la fin de l'opération, on ajoute 2 à 3 grammes de nitrate de potasse exempt de chlorures et on évapore jusqu'à siccité ; on chauffe ensuite la capsule avec une lampe à alcool, on détruit ainsi toute trace de matière organique et la capsule doit contenir un liquide parfaitement limpide, qui par refroidissement se prend en une plaque blanche. On dissout dans l'eau aiguisée d'acide azotique ; cette dissolution a lieu avec efferescence. On chauffe pour favoriser la dissolution, et on filtre sur un vase à précipité : On lave le filtre avec de l'eau aiguisée d'acide azotique et qui a d'abord servi à laver la capsule. On précipite alors par un excès d'azotate d'argent et on agite avec un tube de verre. Au bout de quelques instants le précipité de chlorure d'argent est rassemblé et la liqueur surnageante doit être limpide. On jette alors sur filtre Berzélius, on lave le vase avec un peu d'eau distillée pour entraîner les dernières parcelles de chlorure d'argent : On jette sur le filtre et on lave jusqu'à ce que l'eau de lavage ne contienne plus d'azotate d'argent. On le reconnait en recevant dans une solution de sel marin une ou deux gouttes du liquide qui s'écoule de l'entonnoir.

On place alors le filtre et son contenu dans l'étuve à eau bouillante. Quand il est bien sec on détache le précipité, on le reçoit sur une feuille de papier noir et on le couvre avec un entonnoir renversé.

Puis on bouchonne le filtre et on l'incinère dans une petite capsule de porcelaine dont on a pris la tare.

Pendant cette opération, une partie du chlorure d'argent est réduit par le charbon provenant de l'incinération du filtre ; on laisse refroidir, on arrose avec une ou deux gouttes d'acide azotique et on chauffe de nouveau ; on transforme ainsi en azotate tout l'argent réduit ; après refroidissement on ajoute 3 à 4 gouttes d'acide chlorhydrique, et on chauffe encore pour l'évaporer ; tout l'argent est alors passé à l'état de chlorure ; on ajoute enfin le précipité de chlorure conservé à part, et on chauffe jusqu'à ce que le chlorure d'argent éprouve la fusion ignée.

On laisse refroidir et on pèse de nouveau sur la capsule.

L'augmentation de poids indique la quantité de chlorure d'argent et ce poids multiplié par 0,2472 donne le poids de chlore. Pour avoir celui du chlorure de sodium, on le multiplie par 0.4074 » (Yvon).

En opérant ainsi, on suppose que tout le chlore est contenu dans l'urine à l'état de chlorure de sodium ; ce que d'ailleurs nous avons déjà dit.

Dans les analyses d'urines des observations empruntées à Hébert et à Vogel, le poids des chlorures est remplacé par celui du chlore qu'ils contiennent. C'est pourquoi nous rappelons au lecleur que 1 gramme de chlore représente 1 gr. 67 de chlorure de sodium et 1 gr. de chlorure de sodium 0 gr. 60 de chlore.

CHAPITRE III

DES CHLORURES DANS L'ÉCONOMIE

Généralités.

Faisons remarquer tout d'abord que, dans l'organisme, le plus répandu de tous les chlorures est celui de sodium et qu'en général il est aussi le plus abondant, sauf dans les muscles et les globules sanguins où le chlorure de potassium tient le premier rang. Pour ces deux raisons on devine qu'il soit souvent le seul important à connaître et dans les analyses le seul objet des recherches.

Nous du moins, dans celles que nous donnons plus loin, au cours de nos observations, nous ne tenons compte que de lui, ceux de potassium et d'ammonium étant regardés comme quantité négligeable.

Le chlorure de sodium se rencontre dans tous les tissus et dans toutes les humeurs de l'économie ; seul l'émail dentaire en serait dépourvu (Robin et Verdeil : Chimie anatomique. T. II). Il paraît être tout à fait indispensable au développement et à la croissance du corps. — Chez l'homme Barral a trouvé une moyenne de 2 gr. 69 de ce sel par kilogramme, ce qui ferait pour un adulte de 68 kilogrammes 184 gr. 7 de chlorure de sodium ; d'autres disent 200 gr. environ.

Les humeurs où on le rencontre en plus grande quantité, comme nous le verrons, sont le plasma sanguin, la lymphe, la bile, le suc pancréatique et les urines.

Le chlorure de potassium est loin d'approcher de ce taux, cependant on le trouve en quantité notable dans les muscles, les globules du sang et le système nerveux. Quant au chlorure d'ammonium on n'en rencontre que quelques traces dans le suc gastrique, les urines et la salive.

Dans les analyses des deux tableaux suivants on s'est servi : dans le premier, du sang du cheval et de la bile du bœuf : dans le deuxième, des humeurs de l'homme lui-même.

Les moyennes sont données pour 100 parties de cendres dans le premier ; dans le deuxième pour 1000 gr. de liquide.

TABLEAU I.

	VERDEIL	WEBER	WEBER	DAHNHARDT	PORTER	WILDENSTEIN	ROSE	PORTER
	Sang	Sérum sang	Caïl. sang.	Lymphe.	Urine.	Lait.	Bile.	Excréments
Na Cl	58.81	72 88	17.36	74.48	67.26	10.73	27.70	4.33
Kce.	»	»	29.87	»	»	26.33	»	»

TABLEAU II.

	NaCl	KCl		NaCl	KCl
Sang..................	2.70	2.05	Suc pancréatique (fis. p.)	2.50	0.93
Globules...............	»	3.67	Suc pancreatique (fist. t.)	7.35	0.02
Plasma....	5.54	0.35	Bile................ ...	5.53	0.28
Lymphe................	5.67	»	Lait..................	0.87	2.13
Chyle......	5.84	»	Urine.........	11	4.30
Suc gastrique...........	1.45	0.55			

D'où viennent ces chlorures ? Se forment-ils de toutes pièces dans l'économie ?.. Non, ils y sont apportés par les aliments de chaque jour, dont quelques-uns sont assez riches en chlorures, et par l'absorption du sel marin comme condiment. Barral a calculé qu'il en était introduit chez l'adulte environ 13 grammes par jour avec l'eau, les viandes et les diverses autres substances.

Dans l'organisme ces sels n'existent pas à l'état libre, ils entrent en combinaison avec les éléments constituants du sang et des muscles et leur union est assez forte, puisque, en général, il est impossible de les en retirer par un simple lavage et qu'on les trouve invariablement dans les cendres des tissus.

1° *Des chlorures dans les humeurs en général.*

M. Winter, dans un article sur l'équilibre moléculaire des humeurs (archives de Biologie, 1896), nous dit que le chlorure de sodium fournit les 2/3 des molécules qui circulent dans les dissolutions humorales et que son rôle dans le maintien de leur état moléculaire normal est des plus importants. Une de ses grandes propriétés, en effet, est de pouvoir diffuser partout et de ramener ainsi certains liquides, qui sont en rapport osmotique, à leur état d'équilibre normal, lorsque cet état se trouve modifié par une cause quelconque. Aussi ce sel est-il indispensable à la vie. Mais s'il rétablit l'équilibre moléculaire rompu, c'est souvent grâce à une autre propriété, toute particulière, qui fait que les molécules de chlorure de sodium dissoutes dans l'eau se comportent comme si quelques-unes d'entre elles se partageaient en deux (hypothèse due à Arrhénius). Cette propriété est contraire à la loi de Raoult. Le nombre de molécules qui se divisent ainsi augmente naturellement avec la dilution, si bien que dans une dilution infiniment grande toutes se trouveraient dissociées.

La propriété que possède ce sel de se dissocier et de se condenser au gré des circonstances est ce que M. Winter appelle : « l'élasticité moléculaire du chlorure de sodium. » C'est grâce à elle que les hématies ne se déforment pas, car dès que la concentration moléculaire du sérum sanguin, qui doit être constant et équivalent, en poids de chlorure de sodium, à une solution de 0,91 de ce sel pour 100 d'eau, dès que cette concentration, dis-je, tend à s'abaisser, les molécules chloruriques se dissocient. Les globules sanguins nageant ainsi dans un milieu dont le coifficient osmotique est toujours supérieur au leur, leur deshydratation se trouve assurée dans d'assez grandes limites.

Ces limites sont d'autant plus étendues que les chlorures sont plus condensés, c'est-à-dire plus abondants dans le sérum. M. Winter en tire cette conclusion fort importante pour le sujet qui nous occupe, à savoir que : « ces chlorures sont en rapport direct avec la résistance de l'individu : » Nous reviendrons sur ce point au chapitre de l'hypochlorurie.

2° *Des chlorures dans le sang.*

Le sang de l'homme est très riche en chlorures, il en contient plus que celui du bœuf, du veau et du mouton. D'après Schmidt, dans 1000 grammes de globules humides on trouve 0 gr. 79 de chlorure de potassium et dans 1000 grammes de sérum, 5 grammes 54 de chlorure de sodium. Le plasma sanguin riche en chlorure de sodium, est au contraire relativement pauvre en potasse (0, 359 pour 1000).

Le rôle des chlorures dans le sang et en particulier celui du chlorure de sodium est capital. D'abord il augmente le nombre des globules (Plouviez, Poggial, Hayem). En maintenant en équilibre l'état moléculaire du sérum sanguin il empêche en effet, comme nous venons de le voir, les hématies de se déformer et par conséquent de mourir,

Ces propriétés ont été démontrées par des expériences faites *in vitro* : par Kronecker avec une solution de sel marin à 0,73 pour 100 ; Hayem, avec une solution à 0,50 pour 100 additionnée de 1 partie pour 100 de sulfate de soude.

Dans une solution trop ou trop peu concentrée au contraire, ils deviennent globuleux, fusiformes et se détruisent. Mais la teneur du sérum sanguin en chlorure de sodium est toujours voisine de 0, 91 pour 100 et ne descend jamais au-dessous de la résistance limite des globules, que Winter a démontrée être de 0,61 de chlorure de sodium pour 100 parties d'eau.

Pour la même raison, c'est-à-dire à cause de sa grande diffusibilité, le chlorure de sodium sert, dans ce liquide, à favoriser les phénomènes l'endosmose et d'exosmose, et explique ainsi les effets des purgatifs salins et la constipation constante consécutive à leur administration. Jaccoud a voulu trouver dans cette propriété physique du chlorure de sodium la cause de la filtration de l'albumine globulaire et de l'hyperalbuminose du sérum à la suite d'une grande déperdition de globules. Quoiqu'il en soit, dans le sang, c'est lui qui tient l'albumine en dissolution. qui veille à la solubilité du sérum, en empêchant par sa présence la coagulation de la fibrine et c'est pourquoi dans les anémies graves, pour retarder la coagulation du sang, on fait des injections de sérum artificiel.

Enfin il concourt à l'accomplissement des actes d'assimilation et de désassimilation et c'est là une de ses plus importantes fonctions. Son action sur les albuminoïdes, dont il facilite la combustion, est siqualée par tous les auteurs, qui citent particulièrement comme témoin de cette superoxidation, l'augmentation du taux normal de l'urée dans les urines après une injection hypodermique de chlorure de sodium (Voit. Rabuteau),

Rabuteau a noté en outre sous l'influence de son in-gestion une légère augmentation de la température ($36^\circ\ 9$ à $37^\circ\ 4$).

Les bains salés et l'air marin produisent le même résultat, probablement à cause de son absorption par les voies cutanée et pulmonaire.

La chlorure de sodium est donc indispensable au plasma sanguin, nécessaire à la vie des cellules.

Aussi sa suppression amène-t-elle toujours les accidents habituels de la démminéralisation de l'organisme, anorexie, déglobulinisation, faiblesse, amaigrissement, cachexie et mort.

A l'appui de cette assertion, nous avons les cas de certains paysans russes, cités par Barlier d'Amiens, qui tombaient en langueur, parce que leurs seigneurs les privaient de sel marin ; et l'impossibilité où les ordres religieux les plus sévères, ont été de la proscrire de leur alimentation. On pourrait encore citer à ce propos les expériences de Boussingault sur les animaux, dont le poil devenait plus lisse, la peau moelleuse, le tempérament plus ardent dès qu'on arrosait leurs aliments de sel marin,

Cela se comprend d'ailleurs, tant pour les raisons que nous venons de donner, que pour celles dont nous allons parler au chapitre suivant.

3e *Des chlorures dans le suc gastrique*

Dans le suc gastrique les chlorures sont assez abondants : sur les 5 à 9 grammes de matières minérales qu'on y rencontre à l'état normal pour 1000 de suc, les chlorures de sodium et de potassium en forment plus de la moitié (Gautier).

Le sel sodique entre dans ce chiffre pour les 3/4 et celui de potassium pour 1/4 seulement. On y trouve enfin des chlorures d'ammonium et de calcium, mais en petite quantité.

Il n'est pas besoin de parler longuement du rôle des chlorures dans la digestion. Tout le monde sait en effet que le sel marin par son contact avec la muqueuse buccale augmente la sécrétion salivaire et excite l'appétit.

Quant à son action sur l'estomac, elle est multiple : 1º il augmente la sécrétion du suc gastrique, comme ont pu le constater Bardeleben et Rabuteau sur des chiens munis d'une fistule gastrique ; 2º son acidité (Rabuteau) à condition qu'il ne soit pas ingéré en nature ni en trop grande quantité.

D'autre part on a démontré que son acide chlorhydrique libre ou légèrement combiné se formait au dépend des chlorures des glandes stomacales. Le sel marin du sang paraît décomposé dans ces glandes suivant la formule : $Na\,Cl + H_2O = Na\,OH$

+ Cl H. Sans chlorures dans le suc gastrique, pas de peptonisation ; i l semble alors que les aliments n'agissent sur l'estomac que comme des corps étrangers. Insuffisamment ramollis, ils sont entraînés avec les matières fécales et n'abandonnent par suite au système circutatoire qu'une quantité insignifiante de leurs principes. D'où diarrhée d'abord et amaigrissement par déglobulinisation du sang.

C'est ce qui se passait chez les paysans russes et chez les religieux précités.

Pourquoi dans le cancer de l'estomac et certaines gastrites la digestion devient-elle impossible ?

Pourquoi surtout y a-t-il anorexie éclective pour la viande ? Parce que dans ces affections il y a une atrophie des glandes stomacales et par suite manque souvent absolu de chlorures dans le suc gastrique entraînant la disparition de l'acide chlorhydrique libre. Chaque fois d'ailleurs que la sécrétion stomacale est entravée dans sa qualité ou sa quantité, chaque fois surtout que l'acide n'est plus en proportion voulue, qu'il s'agisse de dilatation, gastrite, ou dyspepsie, l'inappétence survient.

Dans l'anorexie de l'anémie, de la chloróse, des affections tuberculeuses et syphilitiques, de certaines diathèses (goutte, arthritisme), des névroses (hystérie, neurasthénie) les analyses ont démontré que le suc gastrique était toujours pauvre en chlorures.

Si la nutrition souffre dans ces cas, c'est donc à lui

qu'il faut en demander l'explication la plupart du temps. Quelle est la cause de cette pénurie chlorurique ?... des lésions stomacales (tuberculeux), des vomissements fréquents (hystérie, gastrites) ou une atrophie glandulaire (cancer de l'estomac.

Rappelons en terminant et cela pour faire ressortir davantage l'importance des chlorures dans les sécrétions stomacales, que c'est l'acide chlorhydrique qui donne au suc gastrique son action antiseptique et microbicide bien connue, et que c'est l'acide chlorhydrique qui restreint, en grande partie du moins, les fermentations anormales de l'estomac.

4° *Des chlorures dans la bile et les sucs pancréatique etintestinal.*

Ici nous irons rapidement. Cependant nous voulons signaler la présence des chlorures dans ces liquides, car dans la bile nous trouvons jusqu'à 3 gr. 80 pour 1000 de sel marin fournissant à ce liquide la totalité de sa soude. Le chlorure de sodium, qui donne son chlore au suc gastrique et sa soude aux acides biliaires, est donc tout aussi nécessaire à la formation de la bile qu'à la sécrétion active de l'estomac.

Dans le suc pancréatique, chez l'homme, sa moyenne est de 3 gr. 40 pour 1000. Recueilli chez un chien aussitôt après l'ouverture de son canal pancréatique, C. Schmidt y a même rencontré jusqu'à 7 gr. 55 de chlorure de sodium et 0, 02 de chlorure de potassium. — La digestion pancréatique *in vitro* est hâtée par l'addition de sel marin. — Dans la digestion normale cette action doit aussi exister. Un suc pancréatique pauvre en chlorures a donc un pouvoir digestif faible.

Dans le suc intestinal, il existe aussi en grande quantité et si, comme le dit Schiff, ce liquide émulsionne les graisses et dissout les albuminoïdes, c'est grâce surtout, nous en sommes persuadé, à · la présence chez lui de chlorure de sodium. D'aillleurs, d'après les expériences de Heidenhain on sait qu'il favorise l'action de la pancréatine sur la fibrine.

Baunis a démontré d'autre part que l'albumine, qui n'est pas absorbée, lorsqu'on l'injecte seule dans l'intestin d'un animal, l'est au contraire rapidement quand on y ajoute un peu de sel marin.

5º *Des chlorures dans les autres liquides (lymphe, lait, larmes, sueurs, etc).*

Dans la lymphe, ils existent en assez grande quantité ; le chlorure de sodium seul atteint une moyenne de 5 gr. 67 pour 1000 chez le cheval (c. schmidt) et de 6 gr. 4 chez l'homme (Gubber).

Le chyle qui contient les produits assimilables de la digestion et est renovateur du sang, renferme aussi une forte proportion de chlorure de sodium, 5 gr. 84 pour 1000 (C. Schmidt : analyse faite sur le chyle du cheval).

Dans le lait, 3 gr. dont 2 de chlorure de sodium et 1 gr. de chlorure de potassium.

Dans les larmes, le chlorure de sodium atteint le chiffre énorme de 13 gr. par litre (Lerch et Magaard).

Les sueurs contiennent au moins, 2 à 3 gr. de chlorure de sodium et en plus une legère quantité de chlorure de potassium (0,244 pour 1000).

Le liquide amniotique d'après Labruhe, serait également très riche en chlorures (6,071 de NaCl).

Sérum du pus : 3 à 4 gr. de NaCl.

CHAPITRE IV

DES CHLORURES DANS LES URINES

A. *A l'état normal...*, A l'état normal un adulte sain excrète avec ses urines de 10 à 15 gr. de chlorure sodique par jour. Hégar, expérimentant sur des étudiants, avait trouvé 16 gr. 5 par litre, moyenne un peu trop forte due à l'usage, chez les sujets en expérience, d'une nourriture très substantielle et très salée et de boissons abondantes. Bischoff, d'après des recherches sur sa propre personne, trouve une moyenne un peu moindre, 14,67. Avec Vogel, elle est encore plus faible, 10 à 12 gr. de NaCl par jour et 0,40 à 0,50 de KCl.

Le taux varie non seulement avec les personnes, mais aussi avec les différents moments de la journée. C'est dans l'après-midi que l'élimination du chlore est le plus considérable ; la nuit, elle diminue beaucoup, pour augmenter le matin.

Pourquoi ces différences ? L'explication en est bien simple, mais avant de la donner, disons de suite que l'introduction dans l'organisme par les aliments ou en nature, d'une certaine quantité de NaCl augmente temporairement le taux des chlorures urinaires. Les faits rapportés par Neubauer et Vogel, dans leur ouvrage sur l'analyse des urines, le prouvent suffisamment. Ces auteurs nous parlent d'abord des expériences de Falk dont l'urine des 24 heures contenait :

1º Avec des aliments fortement salés :

Le premier jour, 6 gr. de chlore.

Le deuxième jour, 7,8 de chlore.

Le sixième jour, 10,3 de chlore.

2º Avec des aliments non salés :

Le premier jour, 2 gr. 5 de chlore.

Le deuxième jour, 1, 6 de chlore.

Le troisième jour, 0,9 de chlore.

Neubauer lui-même, dans un but expérimental, a fait prendre à plusieurs personnes du sel marin en quantité modérée, et il a constaté chez toutes une augmentation progressive du chlore dans les urines, dont le taux s'élevait de 0,40 par litre à 1 et même 1,80

Dans les expériences de Stokvis, les chlorures augmentaient de même dans les urines lorsqu'on élevait la dose normale de sel marin et diminuaient dans le cas contraire.

Si donc le chlorure est éliminé en plus grande quantité dans l'après-midi et dans la soirée, cela tient : 1º en grande partie à ce que nous absorbons, à nos repas du midi et du soir, plus de chlorure de sodium qu'à notre petit déjeuner qui ne se compose, la plupart du temps, que d'un peu de pain et de café ; 2º à ce que nous en prenons alors souvent en excès et que le surplus est rejeté aussitôt après son passage dans le sang ; 3º à ce que d'abondantes libations accompagnent ou suivent ces repas et que les boissons prises en grande quantité favorisent l'élimination des chlorures ; 4º enfin à ce que toute activité physique ou intellectuelle a une influence sur l'excrétion de NaCl. Ce qui prouve cette dernière influence. c'est que nous éliminons plus de chlore le matin que la nuit et pourtant notre organisme est plus riche en chlorures pendant la nuit, puisque le soir nous prenons tous en général des aliments salés et le matin, au contraire, une nourriture pauvre en chlore.

Hégar, étudiant ce phénomène, en a trouvé l'explication, d'une part dans le repos du corps et de l'esprit pendant le sommeil et d'autre part dans l'énergie plus grande avec laquelle s'accomplissent dans la matinée les métamorphoses organiques. Ayant eu l'occasion d'examiner les urines d'une personne qui travaillait la nuit et se reposait le matin, il constata, comme il s'y attendait, que la quantité moyenne du chlore éliminée la nuit (0,47 par heure et par litre) était plus grande que celle renfermée dans l'urine du matin (0,44).

Pour bien montrer l'influence des ingestions abondantes d'eau, bière ou autres boissons sur l'excrétion des chlorures urinaires, influence dont nous avons parlé plus haut, nous croyons utile de citer en terminant les deux observations suivantes de Vogel :

O.. H..., but le soir 4 verres d'eau. La quantité de chlore éliminé par heure, qui, chez cette parsonne, ne dépassait pas habituellement pendant la nuit, 0,13, s'éleva dans les heures suivantes à 0,60, puis tomba à 0,12, à 0,10 pour se relever dans la matinée à 0,51, sous la seule influence d'un accroissement d'activité (course à cheval) dans les métamorphoses organiques (la personne n'ayant pris ni aliments, ni boissons).

B.. H..., V..., but, dans l'après midi, 4 verres d'eau. La quantité de chlore éliminé fut égale, dans la soirée, à 1,89 par heure et, pendant la nuit, à 0,57 (au lieu de 0,38).

Si les boissons prises en certaine quantité augmentent le taux du chlore, c'est, bien entendu, tout simplement parce qu'elles activent la sécrétion urinaire ; leur arrivée dans le sang élève la pression sanguine et amène une débâcle entraînant avec elle urée, phosphates, chlorures etc..., etc...

De tout ce que nous venons de dire, il résulte donc que la quantité de chlore excrétée journellement par un homme sain est très variable et dans un travail sur ce sujet il faudrait tenir compte non seulement des individus, mais encore de la quantité de sel ingéré, de l'abondance des boissons, de la qualité des aliments et de l'activité physique et intellectuelle.

B. — *A L'état pathologique.* — A l'état pathologique la teneur des urines en chlorures est aussi très
variable, mais elle est sous l'influence de facteurs tout
autres que ceux déjà cités, causes d'hyper ou d'hypochlorurie, suivant les cas. Réservant à celle-ci un
chapitre spécial, nous ne parlerons ici que de l'hyperchlorurie.

L'hyperchlorurie, qui est un symptôme assez rare
et peu connu, se rencontre le plus souvent dans le
diabète insipide où presque toujours, sinon d'une façon continue du moins à une certaine période de
l'affection, l'augmentation du volume des urines et de
leurs éléments solides est accompagnée d'un accroissement dans la quantité des chlorures. Vogel cite un
cas de ce genre remarquable par la grande teneur des
urines en chlorure de sodium : un jour, le taux attei-
gnit le chiffre énorme de 48 grammes.

Chez les hydropiques, la sécrétion urinaire devenant
presque nulle, la plus grande partie des chlorures in-
gérés se trouve naturellement retenue dans l'organisme et se fixe dans nos tissus et nos humeurs. Mais
qu'à un moment donné, sous l'action de la digitale ou
d'un autre médicament, survienne une débâcle urinaire, aussitôt les chlorures sont excrétés en quantité
énorme. Ainsi, un malade de Vogel présenta dans ses
urines, pendant trois jours consécutifs, 55, 46 et 35
gr. de Na Cl. Chez un autre, la sécrétion des chlorures
s'éleva, dans l'espace de 24 heures, sous l'influence

d'une décoction de digitale de 6 gr. 60, à 45 gr. et cela, sans la moindre ingestion de sel marin. Citons aussi, en passant, l'hyperchlorurie de la convalescence : à mesure que l'amélioration se produit, le chlore augmente dans les urines et souvent dépasse le taux normal.

L'hyperchlorurie accompagne encore la diurèse qui succède aux crises d'épilepsie. Les urines rendues après les crises d'hystérie sont, au contraire, pauvres en chlorures et moins riches en matières organiques que celles excrétées en dehors des attaques (Académie de Médecine, 14 avril 1890 ; — Hénocque, Société de Biologie, Mai 1889).

Les accès de fièvre intermittente sont également cause d'hyperchlorurie, car on a remarqué que le taux des chlorures augmentait toujours pendant le paroxysme. Quelquefois, c'est après, plus rarement avant son apparition que se produit l'augmentation qui atteint souvent un haut dégré, comme le démontrent les quatre exemples suivants rapportés dans l'ouvrage de Neubauer et Vogel sur l'analyse des urines.

A. — W.... K... Fièvre intermittente tierce. Peu de temps avant l'accès, NaCl éliminé : 0,07 ; pendant l'accès, la quantité s'élève à 0,62 pour retomber ensuite à 0,39 et, dans l'apyrexie suivante, à 0,17. Pendant le deuxième accès, elle s'élève à 0,93, pour retomber, dans l'apyrexie, à 0,04.

B. — A... S.... Fièvre intermittente tierce.

NaCl excrété par heure avant l'accès : 0, 05
—   —   —   pendant   —   : 2, 5
—   —   —   après   —   : 0, 12

Dans l'apyrexie, la quantité revient peu à peu à la normale.

C. — A … C… Fièvre intermittente tierce.

Na Cl excrété par heure avant l'accès : 0, 42
—   —   —   pendant   —   : 1, 30
—   —   —   après   —   : 0, 15.

Vers la fin de l'apyrexie, la quantité augmente pour atteindre un maximum de 0,63 peu de temps avant le commencement de l'accès suivant et retomber ensuite à 0,08.

D. — Auguste S… Fièvre intermittente tierce.

Na Cl excrété par heure avant l'accès : 0,15.
—   —   —   pendant   —   4,12.
—   —   —   après   —   0,06.

Et quelle est la cause de cette hyperchlorurie ?
Probablement la diurèse coïncidant avec l'accès et occasionnée par un accroissement de la pression sanguine pendant le stade de froid.
Enfin, on note l'hyperchlorurie dans les formes agitées de la folie, chez les maniaques et les déments atteints de boulimie.
A part les cas où, comme dans le diabète, les accès

d'épilepsie, les fièvres intermittentes ou aiguës fébriles, l'hyperchlorurie s'accompagne de déminéralisation
de l'organisme, circonstance toujours fâcheuse, l'augmentation des chlorures dans l'urine n'est pas de
mauvaise augure ; parfois au contraire, dans l'ydropi-
sie par exemple, l'élimination exagérée de chlore est
un signe favorable, d'une influence heureuse, car un
excès de sel marin dans l'économie trouble la formation du sang et détruit l'albumine.

CHAPITRE IV

DE L'HYPOCHLORURIE

A. — *Dans les maladies chroniques.*

A part les quelques maladies chroniques précitées, dans lesquelles l'excrétion des chlorures urinaires est exagérée, les autres se signalent presque toutes, au contraire, par une diminution du taux normal de ces sels, diminution qui s'accorde d'ailleurs parfaitement avec le ralentissement de la nutrition des malades et leur alimentation peu abondante.

Heller, le premier, le fit remarquer pour certaines affections de la façon la plus nette. Mais si Harley dit vrai, on devine qu'il ne s'en occupa guère que dans les maladies aiguës avec exsudats abondants, c'est-à-dire la pneumonie et la pleurésie.

Harley et les auteurs de son temps ne nous rapportent non plus que des observations d'hypochlorurie dans les maladies aiguës. Nous, nous tenons à insister davantage sur celle qui accompagne les affections chroniques.

Commençons par la tuberculose pulmonaire qui est la maladie la plus commune. Dans le grand traité de médecine de Charcot et Bouchard on nous dit claire-ment que si au début la dénutrition est marquée par de la phosphaturie et de l'hyperchlorurie, plus tard, quand la fièvre apparaît, les chlorures diminuent et diminuent d'autant plus que les lésions sont plus grandes. Hébert, dans sa thèse, en donne des exemples nombreux et le tableau suivant, emprunté à nos observations personnelles, en apporte une nouvelle preuve. — Rappelons au lecteur que la moyenne des chlorures éliminés en 24 heures est de 12 grammes chez l'adulte bien portant. Qu'il compare !

D'ailleurs dans cette affection les causes d'hypochlorurie sont nombreuses, l'absorption du chlorure de sodium étant entravée par les vomissements répétés et les ulcérations stomacales ; son élimination, exagérée (diarrhées et sueurs profuses) ; la nutrition, troublée par la pénétration des toxines dans le sang. Aussi la déminéralisation se fait-elle rapidement.

Quant aux affections chroniques de l'estomac, presque toutes aussi se signalent par de l'hypochlorurie et les auteurs ne manquent pas de le noter dans leurs ouvrages. Jaccoud en particulier l'a fait pour le cancer et après lui Bouveret et Alb. Mathieu. Nous-même nous en rapportons deux cas (observations XIX et XX).

OBSERVATION	NOM	DIAGNOSTIC	ÉTAT-GÉNÉRAL	URINE DES 24 H.	CHLORURES DES 24 HEURES
I	S. Armand....... 32 ans.	Tuberculose pulmonaire.	1re période.	1 litre.	13.20
II	A. T............ 18 ans.	Tuberculose pulmonaire.	1re période.	73 centilitres.	13.50
III	F. Edouard....... 43 ans.	Tuberculose pulmonaire.	2e période.	1 litre 20 centilitre.	6.48
IV	M. H............ 17 ans.	Tuberculose pulmonaire. 3e période.	Infiltration des 2 sommets.	1 litre 15 centilitres.	5.40
XV	St. Félicité........ 78 ans.	Tuberculose pulmonaire. 3e période.	Cavernes. mort.	40 centilitres.	3.78
XVII	J. Clémence....... 34 ans.	Tuberculose pulmonaire. 3e période.	Cachexie. mort.	50 centilitres.	3.50
XVI	N. Marie......... 22 ans.	Tuberculose pulmonaire. 3e période.	Cachexie avan.	50 centilitres.	2.45
XIV	R. Louis.......... 22 ans.	Tuberculose pulmonaire. 3e période.	Grave.	80 centilitres.	2 50

D'après Bouveret *(Revue de médecine*, 1891) elle serait occasionnée par la fréquence des vomissements ; pour d'autres, par l'atrophie des glandes stomacales.

De toute façon, le suc gastrique se trouvant ainsi privé de son acide chlorhydrique libre, on comprend que les digestions deviennent impossibles, la nutrition défectueuse et la cachexie prochaine. Aussi nos humeurs dans ces affections ont-elles été trouvées toutes pauvres en sels inorganiques, en chlorure de sodium surtout, et tout particulièrement le sang (Striker) ; cela est forcé.

Comme l'urine est au point de vue physiologique la plus importante des sécrétions de l'organisme, la recherche de l'hypochlorurie donne dans ces cas-là, nous en sommes certain, une idée assez juste de la résistance de l'individu.

Sa constatation peut encore servir à la rigueur à aider le diagnostic, car un taux élevé de chlorures urinaires n'est pas en faveur du cancer de l'estomac, dit Mathieu (Grand traité de médecine).

Dans les gastrites, la dilatation stomacale, la dyspepsie, l'ulcère rond nous avons toujours de l'hypochlorurie

Pourquoi ? Les uns disent (Bouveret) que c'est l'effet des fréquents vomissements qui accompagnent ces affections ; les autres, que cela tient surtout aux lésions de la muqueuse. Quoiqu'il en soit nous en avons eu un cas bien frappant, celui de ce malade qui fait l'ob-

jet de l'observation XX et chez lequel le taux des chlo=
rures excrétés en 24 heures n'était plus que de 3gr. 50,
indice d'une dénutrition assez accentuée. Un amaigrissement considérable est précisément noté.

Dans des cas de ce genre, l'hypochlorurie servirait
même au diagnostic. C'est ainsi que Stroh (Inaug.
dissert. Giessen, 1888), admet que dans l'ulcère rond,
l'hyperacidité et la dyspepsie nerveuse simple, il y a
une élimination d'une quantité normale de chlorures
par les urines, tandis que dans l'hypersécrétion chlorhydrique chronique, il y a diminution constante.

L'hystérie, en dehors de ses états vraiment pathologiques ne présente rien d'anormal du côté des urines. Celles qui sont rendues après la crise simple
sont bien pâles, aqueuses, claires, pauvres en matières inorganiques, mais quand on prend celles des 24
heures qui suivent l'accès, on remarque qu'elles sont
à peu près normales (Gilles de la Tourette et Cathelineau).

Par contre, celles qui sont recueillies après la
grande crise convulsive, pendant les vomissements
à répétition et les longues anorexies présentent un
taux dérisoire non seulement d'urée mais de chlorures donnant une mesure réelle de la dénutrition.

Ces mêmes auteurs, en étudiant les troubles de la
nutrition dans l'hypnotisme, ont remarqué là encore
de l'hypochlorurie, puisqu'ils signalent uue dimi-

nution dans la quantité des urines émises et de tous leurs excrétas.

La folie « étant une maladie de l'être tout entier.» (Ball, Leçons sur les maladies mentales, 2e édit., 1890), on comprend que dans l'aliénation mentale la nutrition subisse des altérations profondes. On trouve précisément des urines courtes, pauvres en urée et en chlorures dans les formes dépressives, où elle est le plus accentuée.

L'hypoazoturie et l'hypophosphaturie ont été données comme signes diagnostiques importants des néoplasmes (Müller). On pourrait y ajouter l'hypochlorurie et aussi bien pour les cas où ils siègent dans l'estomac que pour ceux où ils lui sont étrangers. Dans notre observation VIII, nous rapportons l'histoire d'un individu atteint de cancer du foie et qui, à un moment donné, n'éliminait plus, en effet, que 1 gr. 50 de chlorure par jour. Dans une autre (obs. IX, adénopathie trachéo-bronchique d'origine cancéreuse), bien avant la cachexie, on ne trouvait plus déjà que 6 gr. 40 par jour.

Dans la chlorose, Hayem fait remarquer que la diminution des chlorures dans l'urine suit la marche de l'hypoazoturie et donne une idée assez juste de l'état des fonctions digestives.

Quant à l'alcoolisme, Riess a démontré par des expériences sur l'homme que sous l'influence de ce poison, l'excrétion des urines de même que leur teneur en acide urique, *chlorures*, phophates et sulfates diminuaient considérablement.

Nous donnons plus loin l'analyse d'une urine de diabétique qui n'éliminait que 11 gr. de chlorure de sodium par jour, ce qui est relativement peu eu égard a la quantité d'urine émise en 24 heures (5 litres 1/2), Observat. V.

Dans un cas de ramollissement cérébral, (le taux des chlorures urinaires était tombé à 7,50 par jour ; — dans un cas de lymphangite (obs. XI) à 9 gr. 35 ; — dans un cas de broncho-pneumonie sans gravité (ob. XII), à 5, 20 ; dans un cas de symphyse cardiaque (obs. VII) à 6 gr. 300 ; dans un autre d'intoxication gastro-hépatique (obs. X) à 11 gr ; enfin dans une maladie bronzée d'Addison, à 10 gr. 20, (obs VI).

Dans les maladies chroniques, les chlorures éprouvent donc en général une diminution et cette hypochlorurie qui peut fournir quelquefois des indications pour le diagnostic, donne du moins toujours une mesure assez juste de la dénutrition des malades. Au début des maladies, elle nous renseigne en outre sur le pouvoir digestif de chacun, car la présence d'une grande quantité de chlore, (12 à 15 gr. (obs. I, XXIV, XXV), indique une bonne digestion et une nutrition satisfaisante. Une petite quantité, au contraire, (moins de 8 grammes), annonce un pouvoir digestif affaibli et est d'un mauvais pronostic, à moins toutefois qu'il en ait été éliminé de grandes quantités par d'autres voies (selles aqueuses, sueurs abondantes, exsudations séreuses) ou qu'on ait privé avec attention le malade de sel marin.

B. — *Dans les maladies aiguës et chroniques graves.*

« Dans les maladies aiguës fébriles, la quantité du chlore éliminé par l'urine diminue rapidement ; elle est souvent tellement faible que le chlore disparaît presque complètement » (Vogel). Il en rapporte à ce propos quelques exemples frappants :

Obs. I. — Chez un homme atteint de pleuro-pneumonie, le chlore diminua rapidement ; trois jours après le commencement de la maladie il ne s'élevait déjà plus par jour qu'à 8 gr. 6 ; le quatrième jour, qu'à 0 gr. 3, et le lendemain il tombait à zéro.

Obs. II. — Chez un homme atteint de typhus la quantité de chlore devint rapidement très petite et demeura plusieurs jours très près de zéro.

Obs. III. — Chez une femme atteinte de rhumatisme articulaire aigu avec péricardite, le chlore s'abaissa jusqu'à 1 gramme.

Obs. IV. — Dans un cas de catarrhe aigu fébrile, chez un jeune homme, il tomba à 0,8.

Obs. V. — Chez un vieillard, dans un cas de catarrhe bronchique, l'analyse un jour, n'en donna que
1 gr. 1.

Heller avant lui l'avait signalé et Harley raconte
que quelquefois dans les maladies aiguës il y a non
seulement diminution mais même absence complète de
chlorures dans les urines, en particulier et surtout
dans les inflammations avec exsudats.

La thèse d'Hébert (Paris, 1874) est aussi féconde
dans le même sens. Parmi ses nombreuses observations nous en avons choisi deux typiques que l'on
pourra consulter plus loin (Obs. XXI et XXII).

Les chlorures manquent de même quelquefois dans
les fièvres. Parkes les a trouvés, en effet, complètement absents dans le typhus, considérablement di-
minués dans la fièvre typhoïde et la pyohémie et quel-
que peu réduits dans l'érysipèle.

Folnarczny raconte que dans un cas de maladie
de cœur, l'apparition d'une péricardite fut signalée
par une achlorurie complète.

Dans l'urine des cholériques, l'hypochlorurie a été
remarquée par Buhl, cité par Parkes.

Méhu (l'urine normale et pathologique, 1880), nous
dit à son tour que la diminution du poids des chlorures de sodium est presque toujours intense dans les
maladies aiguës fébriles graves, tout particulièrement
dans la pneumonie, où dans quelques cas l'urine additionnée d'acide azotique pur n'est même pas troublée.

par le nitrate d'argent, ce qui dénote une absence totale de chlore.

Nous n'avons pas eu l'occasion d'observer des cas de ce genre, c'est-à-dire avec achlorurie complète, mais dans un cas de pneumonie massive rapporté plus loin, nous avons pu remarquer combien était accentuée l'hypochlorurie à l'approche de la mort. Quatre jours avant la terminaison fatale, la teneur des urines, était encore de 3,30 pour les 24 heures, l'avant-veille, de 2,40 ; mais la veille de 1 gr. 12 seulement (Obs. XXIII).

M. Bouchard prétend que l'hypochlorurie qui accompagne les maladies aiguës, comme la pneumonie, n'a aucune valeur pronostique. Il la compare à celle qu'amènent le régime lacté absolu et certaines diarrhées abondantes et affirme qu'on n'en peut rien déduire.

Il en est éliminé des quantités considérables par les crachats, c'est évident ; mais plus il en est éliminé, que ce soit par les exsudats ou les urines, plus la déminéralisation est grande et de toute façon ici encore une hypochlorurie intense est un signe de dénutrition profonde et d'un pronostic grave car un terrain déminéralisé est un terain sans résistance.

D'ailleurs jusqu'ici on avait toujours enseigné le contraire. Vogel, en terminant son article sur les chlorures, dit en effet, que dans toutes les maladies aiguës une diminution constante de chlorures indique un accroissement de l'affection et que quand la quantité du chlore tombe au-dessous de 0 gr. 5 par jour on peut en conclure que l'affection est très intense.

D'ailleurs, l'hypochlorurie ne dépend pas entièrement, comme M. Huchard semble le croire, de l'état de diète dans lequel est maintenu le malade, ni de l'absence de chlorures dans les boissons qui lui sont administrées, puisque l'addition à ces boissons de chlorures alcalins ou d'acide chlorhydrique n'accroît pas la faible proportion des chlorures de l'urine (Méhu).

Dans les maladies chroniques graves tous du moins sont d'accord pour faire de l'hypochlorurie voisine de zéro un signe de mort imminente.

Hébert le prouve dans plusieurs de ses observations sur la tuberculose pulmonaire. Nous en avons choisi une à dessein et la donnons plus loin (Obs. XIII).

Méhu dit dans son ouvrage cité plus haut que dans un cas où l'urine laissait 28 gr. 6 de résidu sec par kilogramme, sur lesquels 18 gr. 95 d'urée et seulement 0 gr. 77 de sels minéraux, mais pas de chlorure de sodium, le malade mourut dans les 24 heures. Chez bon nombre de malades atteints d'affections organiques du foie, il a aussi constaté l'absence complète de chlorures de sodium dans les derniers moments de la vie.

En 1893, dans ses leçons sur l'intoxication diabétique (Revue de clinique et de thérapeutique), M. Huchard a raconté le cas d'une *mort rapide* chez un diabétique ancien, alors que les urines ne renfermaient que quelques grammes de glucose, mais 0 gr. 35 seulement de chlorures urinaires en 24 heures.

Un autre malade atteint d'une affection bulbaire présentait brusquement un jour un abaissement considérable dans l'émination des chlorures (0,65 centigr. par 24 heures). M. Huchard le signale sous le coup d'une mort imminente ; celle-ci survient en effet 48 heures après.

Nous avons, nous aussi, recueilli de nombreuses observations de ce genre comme on peut le voir dans le tableau suivant. Notre but serait atteint si par ces exemples nous parvenions à faire connaître davantage l'hypochlorurie et surtout à faire prendre sa valeur clinique en sérieuse considération.

Observation	Nom	Diagnostic	État général	Régime	Quantité d'urine en 24 heures	Chlorures par 24 heures
XVII	G. Clémence 34 ans	Tuberc. pulmon. 3e période	Cachexie mort	Potage. — Viande crue Côtelette Quelques fruits Vin (17 centil) — café	50 centilitres	3 gr. 50
XV	S. Félicité 28 ans	Tuberc. pulmon. 3e période	Cavernes mort	Potage Viande crue, 60 gr. Tood, 40 gr. Café	40 centilitres	3 gr. 78
XVI	M. Marie 22 ans	Tuberc. pulmon. 3e période	Cach. avancée mort	Potage Bagnols Tood. — Café	50 centilitres	2 gr. 45
XVIII	H. Marie 33 ans	Bronchectasie	Asystolie	»	30 centilitres	2 gr. 25
XIV	R. Louis	Tuberc. pulmon. 3e période	Excavations et Tub. laryngée mort	Lait, 1 litre Potage, 1 litre Viande, 120 gr. Pain, 120 gr. Café	80 centilitres	2 gr. 50
XX	H. Victor 37 ans	Gastrite hyperchl.	Mauvais	Lait, 1 litre Viande, 120 gr. Pain, 120 gr. Potage, 1 litre Café le matin	1 litre 75 centil.	3 gr. 50
XIX	C. B. 33 ans	Ulcère rond de l'estomac	Mauvais	Lait, 1 l. 50 c.	90 centilitres	4 gr. 95
XXIII	A. Désiré 45 ans	Pneumonie massive	Graves mort	Lait, 1 litre Thé au rhum, 1 litre Limonade, 1 litre Rouillon, 50 cent. Bagnols, 120 gr. Café	1o — 1 l. 50 c. 2o — 1 litre 3o 70 centilitres	3 gr. 30 2 gr. 40 1 gr. 12
VIII	M . Jules 45 ans	Cancer second. du foie	Amaigriss. très marqué — mort	»	1 litre	1 gr. 50

4

CHAPITRE VI

OBSERVATIONS

Nous donnons d'abord les cas d'hypochlorurie plus ou moins accentuée ordinaire aux maladies chroniques ;

Secondement, ceux d'hypochlorurie intense annonçant une mort prochaine, rencontrée dans les maladies aiguës et chroniques graves ;

Enfin deux cas de chlorurie à peu près normale, pris au hasard parmi les maladies chroniques *au début, mais sans anorexie.*

OBSERVATION I (personnelle).

Tuberculose pulmonaire (1re période).

Armand L..., 32 ans, représentant de commerce, atteint de tuberculose pulmonaire (1re période). Entre le 6 juin 1896 à l'hôpital et accuse dans la région du sommet gauche une douleur qui dure depuis trois mois; cette douleur s'est propagée à l'épaule, et n'a fait qu'augmenter. Ce malade tousse l'hiver. Actuellement : crachats verdâtres et épais, amaigrissement notable et sueurs nocturnes abondantes. Peu de fièvre.

Examen du poumon : Submatité au sommet gauche, quelques craquements fins se propageant le long de la colonne vertébrale, respiration rude et un peu soufflante.

Cœur : léger roulement présystolique et souffle anémique à la base.

20 juin. — Point de névralgie au sommet gauche, vésicatoire.

Alimentation :

Pain 400 gr.

Viande 120 gr.

Potage.

Lait 1 litre.

Analyse des urines :

Quantité en 24 heures : 1 litre 235.

Chlorures par litre : 3 gr. 50

Chlorures par 24 heures : 13 gr. 20.

OBSERVATION II (personnelle).

Tuberculose pulmonaire (1re période).

A... T..., âgé de 18 ans, garçon de café, atteint de tuberculose pulmonaire (1re période) entre à l'hôpital Tenon le 25 mai. Hémoptysie assez abondante quelques jours auparavant, qui s'est répétée le surlendemain. Toux légère, peu d'amaigrissement, perte de forces et un peu d'anorexie, crachats muqueux. Pas de fièvre.

Signes physiques : Submatité au sommet droit, augmentation des vibrations thoraciques à ce niveau, respiration rude et quelques craquements fins au sommet droit pendant la toux.

Rien au sommet gauche.

Alimentation :

Pain 480 gr.

Viande 210 gr.

Légumes 310 gr.

Vin 48 centil.

Une soupe.

Analyse des urines :

Quantité par 24 heures : 0 litre 750.

Chlorures par litre : 13 gr. 50.

Chlorures en 24 heures : 10 gr. 125.

OBSERVATION III (personnelle).

Tuberculose pulmonaire (2ᵉ période).

Edouard F... 43 ans, ferblantier, atteint de tuberculose pulmonaire, entre le 10 avril 1896 à l'hôpital. Est facilement essoufflé, tousse tous les hivers, et perd ses forces depuis 3 ans. Actuellement : anorexie, insomnie et amaigrissement, pas de dysphagie, mais enrouement et crachats nummulaires.

Examen des poumons : Sonorité exagérée sous les clavicules, respiration souflante en arrière aux sommets. Râles sous-crépitants dans toute l'étendue du poumon gauche et au sommet droit.

Le larynx est tuméfié et un peu douloureux à la pression.

Rien au cœur. Urines claires, pas d'albumine.

Fièvre le soir.

Analyse des urines :
Quantité par 24 heures : 1 litre 200.
Chlorures par litre : 5 gr. 4.
Chlorures par 24 heures : 6 gr. 48.

OBSERVATION IV (personnelle).

Tuberculose pulmonaire. — Mort 10 jours après l'analyse donnée.

M. H,.., 17 ans, plumassière, entrée à l'hôpital le 4 mai 1896.
Parents bien portants, ne toussant pas. Une sœur bien portante.
Aucune maladie antérieure.
Malade depuis 3 mois.
Sueurs. Hémoptysies. Arrêt des règles depuis 3 mois.
Anorexie. Toux depuis deux mois.
Gros râles sous-crépitants aux deux sommets.
Respiration soufflante au sommet droit, mais pas de retentissement de la voix, ni de la toux.
24 mais 1896. — Les sueurs nocturnes ont disparu, grâce à l'administration de 0 gr. 02 de tellurate de soude.
29 mai. — La fièvre persiste (entre 38° et 89°).
20 juin. — Fièvre hectique. Gargouillement au sommet gauche. Respiration souflante et râles sous-crépitants au sommet droit. Infiltration en arrière, à gauche. Diarrhée abondante.
Décès le 10 août.

Urines du 20 juin :
Urines en 24 heures : 1 litre 15 cent.
Chlorures en 24 heures : 5 gr. 40.

OBSERVATION V (personnelle).

Diabète.

Aline L..., âgée de 26 ans, entre à l'hôpital le 18 septembre.

Antécédents. — Fièvre typhoïde à 12 ans. Erythème noueux 3 fois, 2 érysipèles.

Etat actuel. — Constipation depuis 5 jours, douleurs de ventre soulagées par la pression ; anorexie; étourdissements, vertiges, souffle mitral au premier temps, a eu des anthrax et du sucre dans les urines : dyspnée, matité aux deux bases; point de côté à droite.

Traitement. — Enveloppement humide, la matité disparaît, la fièvre tombe, râles de bronchite à droite, l'abattement diminue.

25 septembre. — La malade va tout à fait bien : pas de température, souffle au niveau de la base droite ; polyurie persistante, 5 litres par 24 heures ; sucre 30 gr. par litre.

3 octobre. — La malade va de mieux en mieux.

Analyse des urines :
Quantité en 24 heures : 5 litres 50 centil.
Chlorures par litre : 2 gr.
Chlorures par 24 heures : 11 gr.

OBSERVATION VI (personnelle).

Eugène Fl..., âgé de 34 ans, ébéniste, atteint de la maladie bronzée d'Addison depuis 20 mois : coliques intestinales sans diarrhée au début de la pigmentation. Depuis ce moment, les forces ont diminué ainsi que l'appétit, amaigrissement notable.

Depuis son entrée à l'hôpital, l'appétit est revenu, le poids du malade a augmenté.

Soigné à différentes reprises par M. Robin qui lui donne de l'arséniate de soude d'abord, puis de la pancréatine, du peptonate de fer, de l'huile de foie de morue, et du vin phosphaté. A la maison ; vin polyglycéré phosphaté. Pas d'albumine dans les urines.

Le malade accuse une sensibilité assez marquée dans les flancs au niveau des capsules surrénales ; depuis le début du mal, douleur au niveau de l'épaule et de l'omoplate. Foie gros, et point douloureux au niveau de la vésicule biliaire. Souffle au sommet du poumon droit en arrière. Insuffisance mitrale.

Alimentation :

Viande, 160 gr.

Légumes, 180 gr.

Pain, 240 gr.

Vin, 24 centil.

2 Potages.

Annalyse des urines :

Quantité en 24 heures : 1 litre 25.

Chlorures par litre : 8 gr. 20.

Chlorures par 24 heures : 10 gr. 25.

OBSERVATION VII (personnelle).

Symphyse cardiaque.

G... François, 22 ans, cordonnier, entré à l'hôpital le 5 mai 1896.

Symphyse cardiaque.

Antécédents morbides. — Pneumonie à 3 ans ; à 8 ans chorée qui a duré 4 ans ; douleurs rhumatismales avec souffle au cœur, depuis une dizaine d'années. Depuis novembre dernier, soigné pour une péricardite.

Il y a huit jours, le malade a ressenti des palpitations et depuis, dyspnée et œdème des membres inférieurs.

L'œdème a même gagné la région scrotale et les parois abdominales. Douleur assez vive dans la région lombaire.

Cœur. — Impulsions fortes ; frémissement cataire.

A l'auscultation, tachycardie et arythmie ; à la pointe, roulement présytolique ; à la base, frémissement, cataire.

Pouls petit, inégal, intermittent, arythmique.

Poumons. — Submatité au sommet gauche.

Urines normales.

18 mai. — L'anasarque disparaît ; urines plus abondantes.

25 mai. — L'œdème des jambes reste stationnaire ; urines plus rares.

1er juin. — L'œdème envahit de nouveau le scrotum et l'abdomen. Les urines diminuent et la dyspnée est intense.

3 juin. — Le malade ne peut rester au lit ; l'anasarque se généralise ; dyspnée de plus en plus grande.

Mort à 1 heure du matin.

Autopsie. — 3 litres d'ascite. Poumons, foie et rate congestionnés. Adhérences très fortes du péricarde à la face postérieure du sternum.

Dégénérescence du myocarde et rétrécissement mitral admettant à peine l'extrémité de l'index.

Alimentation :

Lait, 1 litre.

Thé au rhum, 0 litre 50.

Café 250 gr.

Analyse des urines du 1er juin :
Quantité par 24 heures : 1 litre.
Chlorures par litre : 6 gr. 300.
Urée par litre : 30 gr. 200.

OBSERVATION VII (personnelle).

Cancer secondaire du foie. — Mort.

Jules M..., 45 ans, plombier, atteint de cancer secondaire du foie.

Pas d'antécédents personnels morbides, mais depuis dix mois, il présente de nombreux troubles du côté de l'appareil digestif : vomissements alimentaires après chaque repas, 5 ou 6 fois hématémèses couleur marc de café ; constipation continuelle.

Il y a 25 jours, après une hématurie de 10 jours, est survenu de l'ictère ; à partir de ce moment, oligurie, matières fécales décolorées, dégoût pour le pain, la viande et les substances grasses ; enfin prurit et douleurs au niveau de l'épigastre et de l'hypocondre droit.

Au palper : foie hypertrophié et bosselé, ganglions inguinaux, axillaires et sus-claviculaires très volumineux.

Analyse des urines.
Quantité par 24 heures : 1 litre.
Chlorures par litres : 1 gr. 50.
Chlorures par 24 heures : 1 gr. 50.

OBSERVATION IX (personnelle).

Adénopathie trachéo-bronchique de nature cancéreuse.

M... L..., âgé de 67 ans. Coiffeur. Ce malade se plaint de toux quinteuse depuis 4 mois. Dysphagie parfois assez intense.

Voix bitonale. Circulation collatérale du thorax à gauche, œdème du bras gauche, Inégalité pupillaire. Myosis à gauche.

L'état général du malade est mauvais ; Anorexie légère, perte de forces, amaigrissement. Teinte pâle des téguments, pas de fièvre.

Signes physiques : Matité et soufle très intense dans l'espace interscapulaire. Rien aux sommets.

Alimentation :

Pain 480 gr.

Viande 210 gr.

Légumes 310 gr.

Une soupe.

Vin 48 centil.

Analyse des urines :

Quantité en 24 heures ; 0 litre 500.

Chlorures par litre : 12 gr. 80 :

Chlorures par 24 heures : 6 gr. 40.

OBSERVATION X (personnelle).

Intoxication gastro-hépatique d'origine alimentaire.

Alphonse P..., 47 ans, chauffeur, entre à l'hôpital le 18 avril 1896; il est atteint d'intoxication gastro-hépatique d'origine alimentaire. Fièvre légère, douleurs dans les jambes et crampes dans les mollets. Pas d'appétit, teinte ictérique des téguments, éruption ortiée généralisée. Le foie non douloureux est augmenté de volume. Le cœur présente un bruit de galop au niveau du ventricule droit.

20 avril. — La teinte ictérique des téguments a disparu.

27 avril. — Le bruit de galop persiste malgré la disparition

des phénomènes hépatiques et l'emploi de la digitale pendant
5 jours.

Tension artérielle sphynomanomètre : 27.

Alimentation :
Lait, 1 litre.
Pain, 220 gr.
Café le matin.
Viande, 220 gr.

Analyse des urines :
Quantité par 24 heures : 2 litres.
Chlorures par litre : 5 gr. 5.
Chlorures par 24 heures : 11 gr.

OBSERVATION XI (personnelle).

Lymphangite,

Marie M..., 20 ans, blanchisseuse atteinte de lymphangite.
Père mort de tuberculose, mère hémiplégique.

Pas d'antécédents morbides personnels. Réglée à 17 ans,
Actuellement enceinte de 6 mois.

Entre à l'hôpital pour une lymphangite de la jambe gauche sur
venue après une plaie du pied : tuméfaction accentuée, rou-
geur diffuse avec traînées rougeâtres et cordons veineux, douleur à la pression. Pas d'appétit, fièvre.

Analyse des urines :
Quantité en 24 heures : 1 litre 700.
Chlorures par litre : 5 gr. 50.
Chlorures par 24 heures : 9 gr. 35.

OBSERVATION XII (personnelle).

Broncho-pneumonie.

René D..., 70 ans, vitrier, atteint de broncho-pneumonie, entre à l'hôpital Tenon le 23 juin 1896 ; se plaignant d'une douleur assez vive au côté gauche, de dypsnée, d'anorexie. Amaigrissement et toux. Crachats nummulaires. Temp. 38°8. Pouls rapide, dicrote, irrégulier, battant à 92 pulsations par minutes. Jamais d'hémoptysie.

Matité dans tout le poumon gauche. Pas d'abolition des vibrations.

A l'auscultation, on entend dans la région précitée des râles sous-crépitants nombreux et un souffle amphorique à la partie supérieure, un peu voilé dans le bas.

Diagnostic. — Noyau pseudo-lobaire de broncho-pneumonie avec un peu d'épanchement et de congestion à la base.

A droite, frottements pleuraux au sommet et, dans le reste du poumon râles de bronchite et d'emphysème.

24 juin. — Temp. 38° 8.
25 juin, 37° 9.
26 juin, 38° 4.
27 juin, 38° 3.

Analyse des urines :
Quantité en 24 heures : 1 litre.
Chlorures par litre : 5 gr. 20.
Chlorures par 24 heures : 5 gr. 20.

OBSERVATION XIII (Hébert).

Tuberculose pulmonaire. — Mort.

Le nommé A..., (Pierre), 32 ans, entre le 2 juillet à l'Hôtel-Dieu, n° 4, salle Saint-André. Malade depuis deux ans, crachement de sang, amaigrissement général, sueurs la nuit, fièvre très forte le soir. A droite en arrière, sonorité exagérée, souffle amphorique, cavernes avec gargouillement. A gauche en arrière, submatité, craquements humides, en avant mêmes symptômes.

Le 5 juillet. — Pneumonie à gauche, en arrière, vers le 1/3 du poumon.

Le 10 juillet. — Mort.

Urines :

3 juillet. Quantité 330 ; densité, 1,023 ; chlore, 2,70.
4   —   —   290   —   1,024   —   2,65.
5   —   —   113   —   1,030   —   0,55.
6   ...   —   80   —   1,035   —   0,25
8   —   —   95   —   1,032   —   quelques
traces de chlore.

9 juillet Traces de chlore à peine sensibles.

OBSERVATION XIV (personnelle)

Tuberculose pulmonaire. — Mort

Louis R... 22 ans, atteint de tuberculose pulmonaire, entré à l'hôpital du 8 mars 1896.

25 mars. — Chez ce malade, arrivé à la dernière période : lésions généralisées aux deux poumons, sommets soufflants

ainsi que la partie du poumon gauche correspondant à la fosse sous-épineuse. Sonorité exagérée sous les clavicules. Râles sous-crépitants dans toute l'étendue du poumon droit.

Granulations jaunâtres sur les piliers antérieurs du voile du palais. La température oscille autour de 39°. Tachycardie. Urines troubles et peu abondantes.

1ᵉʳ avril. Même état.

23 mai. — Souffle cavitaire intense au sommet gauche en avant.

27 avril. — Mort.

Analyse des urines :

Quantité par 24 heures : 0 litre 800.
Chlorures par litre : 3 gr. 20.
Chlorures en 24 heures : 2 gr. 50.

OBSERVATION XV (personnelle)

Tuberculose pulmonaire. — Mort.

Stevens Félicité, 28 ans, journalière, entre à l'hôpital le 15 mai 1896, avec une tuberculose pulmonaire avancée. Sueurs nocturnes, fièvre élevée le soir, crachats verdâtres, anorexie, amaigrissement très marqué. Les deux sommets sont atteints, mais le droit davantage et présente même une caverne. A gauche on a seulement de l'infiltration.

20 mai. — Les râles deviennent de plus en plus humides. Temp. du soir : 38° 9.

1ᵉʳ juin. — Les lésions s'accentuent; gargouillement au sommet gauche en avant.

24 juin. — La malade s'affaiblit toujours, la fièvre est très forte le soir, l'anorexie presque complète.

8 juillet. — La dyspnée devient de plus en plus intense.
Phlébite aux deux mollets.

Analyse des urines :
Urines des 24 heures : 40 centilitres.
Chlorures par 24 heures : 3 gr. 78.
10 juillet. — Mort.

OBSERVATION XVI (personnelle).

Tuberculose pulmonaire (3e période). — Mort.

Nayat Marie, 22 ans, domestique entre le 16 mars 1896.
Père et mère décédés. Un de ses frères est suspecté de tuberculose.
Réglée à 13 ans. Toussait toujours à la campagne. Venue à Paris il y a six mois. Deux mois après son arrivée, elle est atteinte d'une fièvre typhoïde qui lui dure 6 semaines. Bronchite.
Actuellement, à l'auscultation râles sibilants fins aux deux sommets, plus nombreux à droite et le long de la colonne vertébrale.
A droite, expiration rude, souffle amphorique, peut-être causé par de l'adénopathie trachéo-bronchique.
Frottements pleuraux au sommet gauche
Le 6 avril. — Eruption de zona aux paupières. Les lésions pulmonaires ont fait des progrès ; l'appétit est presque nul.
Le 16. — Vives douleurs ressenties au tibia gauche, dues probablement à de la névrite du nerf tibial antérieur. La fièvre devient vive le soir. Les signes de ramollissement font place à des signes cavitaires.
18 mai. — La cachexie s'établit ; les sueurs sont profuses et l'inappétence presque complète.

Analyse des urines :
Urines des 24 heures : 50 cent.
Chlorures des 24 heures : 3,50.

OBSERVATION XVII (personnelle).

Tuberculose pulmonaire. — Mort (3ᵉ période).

G. Clémence, 34 ans, journalière, entre une première fois le 10 avril 1896. — Ses antécédents morbides héréditaires et personnels sont nombreux et tous en faveur de la tuberculose. Soignée pour bronchite il y a un an. Tousse depuis ce temps. Une grossesse survenue depuis a déterminé une recrudescence de l'affection.

Depuis 15 jours, la malade souffre davantage et est fort dyspnéique.

A la percussion, submatité aux deux sommets.

A l'auscultation, gros râles de bronchite généralisée et craquements aux sommets.

Anorexie et crachats nummnlaires. — Température de 38⁰ et davantage tous les soirs.

8 mai. — Le repos et les soins n'ont pas amené beaucoup d'amélioration ; la dyspnée surtout continue d'être grande.

13 mai. — Mieux appréciable, la dyspnée est moindre.

Vers le 25 du même mois, voyant la malade décliner, nous faisons analyser ses urines.

L'hypochlorurie est accentuée et indique une dénutrition profonde.

Analyse des urines du 26 mai :
Urines des 24 heures : 50 centil.
Chlorures des 24 heures : 3,50.
Mort, le 31 mai.

OBSERVATION XVIII (personnelle).

Bronchectasie. — Mort.

H..., Marie, 33 ans, entrée le 13 mars 1896. Bronchectasie.

Fluxion de poitrine à 7 ans. Toux continuelle. Aménorrhée depuis le mois de janvier.

Depuis quelques jours, la toux a augmenté, mais l'appétit reste bon : ni amaigrissement, ni sueurs nocturnes.

L'examen de la poitrine révèle tous les signes d'une bronchite chronique avec bronchectasie ; peut- être y a-t-il un peu de tuberculose à marche lente.

A sa sortie le 20 mai, on trouva des signes cavitaires au sommet droit, surtout en avant ; souffle et râles muqueux fins , vibrations conservées.

Le 12 juin, la malade rentre avec de l'œdème des membres inférieurs, une toux persistante de l'arythmie et de la tachycardie.

15 Juin. — Douleurs abdominales et gonflement dn ventre. Palpation impossible.

23 juin. — Mort par asystolie.

Autopsie. — Cœur droit dilaté ; fois gros, muscade par endroits ; reins congestionnés ; dilatation bilatérale des bronches avec ampoules terminales simulant des cavernes.

Analyse des urines le 19 juin :

Quantité par 24 heures : 300 gr.

Chlorures par litre : 7 gr. 50.

Chlorures par 24 heures : 2 gr. 25.

OBSERVATION XIX (personnelle).

Ulcère rond de l'estomac.

C..., B..., âgé de 55 ans, cordonnier, entré le 15 février à l'hôpital Tenon, atteint d'ulcère rond à l'estomac. Il y a six mois douleur vive au-dessus du mamelon droit avec sensation de brûlure, exagérée après les repas. Renvois très acides. Au mois de juin les douleurs ont augmenté au point de l'empêcher de travailler. Aujourd'hui douleurs très vives même en dehors des repas, le malade souffre continuellement. La douleur est localisée à l'appendice xiphoïde avec irradiation dans tout le ventre, elle est exagérée par l'ingestion des aliments, même le lait. Le vin seul est supporté. Dégoût profond pour les aliments. Ventre rétracté. A la palpation on ne sent pas de tumeur.

Jamais de vomissements. Constipation habituelle. Etat général du malade mauvais : amaigrissement considérable, teint pâle.

Un vésicatoire sur la région épigastrique, le bicarbonate de soude à haute dose, les injections hypodermiques de morphine, tous les calmants ont été essayés sans résultat.

Sorti de l'hôpital sur sa demande le 6 mai.

Analyse des urines :

Quantité par 24 heures : 0 litre 900.
Chlorures par litre : 5 gr. 50.
Chlorures en 24 heures : 4 gr. 95.

OBSERVATION XX (personnelle),

Gastrite hyperchlorhydrique.

R..., Victor, 37 ans, maçon.

Entré à l'hôpital Tenon le 29 février 1895 salle Lelong, il raconte avoir eu un vomissement de sang survenu après une journée de malaise. Le sang était noirâtre Pas de mélæna. Cet accident ne s'est jamais répété, ses forces ont diminué rapidement dans les six mois qui ont suivi, pour revenir ensuite petit à petit.

Jusqu'au mois de novembre 1895 a eu bon appétit, digérait bien, n'avait pas de vomissement, pas de diarrhée. A partir de ce moment après le repas du matin de temps en temps, et tous les jours après celui du soir, deux ou trois heures après l'ingestion des aliments, douleurs au creux épigastrique, s'irradiant quelquefois en suivant le trajet des nerfs intercostaux et tantôt remontant le long de l'œsophage.

A certains moments, il semblait au malade qu'on lui tordait l'estomac, ces douleurs duraient 1/4 d'heure environ, mais elles ne se renouvelaient pas plusieurs fois dans la même soirée, elles ne transperçaient point le malade et ne s'étendaient pas aux membres inférieurs.

Au mois de janvier 1896, le malade commence à avoir des vomissements alimentaires survenant deux ou trois heures après l'ingestion des aliments et s'accompagnant de douleurs vives au creux épigastrique. L'appétit diminue.

Etat actuel. — Les vomissements existent toujours. Plus d'appétit, amaigrissement considérable. Douleurs vives durant plusieurs heures, et ne cessant qu'après les vomissements. Jamais d'hématémèse. A l'inspection, légère voussure à la partie antérieure de l'abdomen, immédiatement au-dessous des

fausses côtes gauches, en dehors de l'appendice xyphoïde.
Cette voussure est arrondie et mesure environ 10 ans ; elle est
lisse, non bosselée, sonore. Pas de phlegmatia alba dolens, ni
d'adénopathie, ni de teint jaune paille.

3 mars. — Acidité totale exagérée (fermentations secondaires
et hyperchlorhydrie) Traces d'acide libre.

Alimentation : Lait : 2 litres 500.

Analyse des urines le 4 mars :
Quantité par 24 heures : 1 litre 750.
Chlorures par litre : 2 gr.
Chlorures par 24 heures : 3 gr. 50.
Urée en 24 heures : 11 gr. 02.
Traces d'albumine.

OBSERVATION XXI (Hébert).

Pneumonie.

P..., 54 ans, entré le 2 septembre. Ce malade fut pris dans
l'après-midi du 1er septembre d'un frisson avec point de côté à
gauche, violent mal de tête, courbature générale. A la visite, on
le trouve très oppressé, respiration courte, fréquente, 120 pulsations, 34 inspirations, 40°. Souffle tubaire dans les 2/3 inférieurs du poumon gauche, crachats visqueux, sanglants, bronchite généralisée à droite.

Le 6. — Poussée inflammatoire à droite, râle crépitant fin,
oppression extrême, fièvre violente, pouls petit, filiforme, dif-
ficlleà compter.

Le 15, mort.

Urines :

2 septembre. Quantité, 120 ; densité, 1,028 ; chlore, 1,50.

3 — — 100 — 1,027 — 1,10.

5 — — 123 — 1,031 — 1,10.

9 — — 105 — 1,032 — 0,91.

11 — — 95 — 1,030 — 0,50.

14 — — 80 — 1,032 — 0,37.

15 — quantité indéterminée, à peiue trace de chlore.

OBSERVATION XXII (Hébert).

Pneumonie.

T..., salle Saint-Jean, n° 9, 42 ans, entre le 24 août ; quelques jours auparavant, le malade avait été pris de frissons, d'oppression, courbature générale. douleurs de côté à droite, crachats visqueux, couleur confiture d'abricots. A droite en arrière, râle crépitant fin occupant le tiers supérieur, matité, souffle tubaire dans le tiers inférieur fièvre violente, 40°, 130 pulsations.

Urines :

27 août. Quantité, 675 ; densité, 1,030 ; chlore, 1,59.

29 — — 705 — 1,029 — 1,30.

30 — — 605 — 1,028 — 2,05.

1re sept. — 1000 — 1,022 — 2,25.

3 — — 1200 — 1,019 — 1,95.

6 — — 965 — 1,021 — 3,15.

Le 10 le malade est repris d'une nouvelle poussée inflammatoire A gauche pleurésie. Nous avons alors

11 septembre. Quantité, 550 ; densité, 1,027 ; chlore, 1,10.

14 — — 320 — 1,029 — 0,95.

19 — — 360 — 1,032 — 0,65.

25 — Le malade décède.

OBSERVATION XXXIII (personnelle).

Pneumonie massive.

A..., Désiré, 45 ans, tanneur.

Pneumonie massive.

Entré à l'hôpital le 10 juin 1896.

Antécédents morbides insignifiants ; éthylisme avéré.

Le 5 juin. — Frisson subit suivi de fièvre intense, de dyspnée et d'un point de côté à droite.

Le 6 juin. — Le malade a craché du sang.

Actuellement, crachats rouillés. La percussion révèle à droite vers le sommet de l'aisselle, un foyer de submatité. — Respiration soufflante sur la ligne axillaire droite, à la partie moyenne du poumon ; râles crépitants fins au même niveau. — Les bruits du cœur sont sourds. Urines normales. P. 96. R. 30.

15 juin. — La pneumonie remonte jusqu'au sommet. P. 108 R. 30.

16 juin. — Nous sommes au 11e jour de la maladie et la défervescence ne se produit point. Au contraire, dyspnée intense (R. 42) ; P, 132 ; état général très mauvais ; râle trachéal ; paralysie bronchique et alvéolaire.

20 juin. — La défervescence semble commencer. Respiration soufflante et râles sous-crépitants.

22 juin. — Légère amélioration. P. 120. R. 42. T. 39°.

23 juin. — L'état général reste mauvais et la température augmente (40° 2).

24. — Dyspnée intense. T. le matin. 41°1 ; le soir, à 3 heures, 42° 2. Mort.

Autopsie.— Hépatisation grise de tout le poumon droit, à la surface duquel les empreintes costales sont profondément marquées. Plèvre épaissie. Rate un peu grosse. Emphysème du poumon gauche. Légère hypertrophie du cœur.

Alimentation :
Lait, 2 litres 500.
Thé au rhum, 1 litre.
Limonade, 1 litre.
Bouillon, 0 litre 50.
Banyuls, 120 gr.
Café, 120 gr.

Analyse des urines du 20 juin :
Quantité par 24 heures : 1 litre 50.
Chlorures par litre : 2 gr. 20.
Chlorures par 24 heures : 3 gr. 30.

Analyse des urines du 22 juin :
Quantité par 24 heures : 1 litre.
Chlorures par litre : 2 gr. 40.
Chlorures par 24 heures : 2 gr. 40.

Analyse des urines du 23 juin :
Quantité par 24 heures : 70 centil.
Chlorures par litre : 1 gr. 60.
Chlorures par 24 heures : 1 gr. 12.

OBSERVATION XXIV (personnelle).

Adénopathie trachéo-bronchique de nature tuberculeuse.

A... T... âgé de 42 ans, peintre en bâtiments atteint d'adénopathie trachéo-bronchique d'origine tuberculeuse. Bronchite en 1895, a continué à tousser depuis lors ; quelques hémoptysies peu abondantes, toux quinteuse coquelurhoïde. Amaigrissement assez rapide, sueurs nocturnes. Léger œdème de la paroi thoracique gauche avec circulation-collatérale assez développée. Douleur dans l'épaule gauche, phrénique gauche douloureux entre les deux chefs du sterno-cléido-mastoïdien. Dysphagie, le malade présente en outre de la dyspnée.

Signes physiques : Submatité des deux sommets et matité dans la région interscapulaire, souffle intense dans la région interscapulaire. Respiration rude et râles sous-crépitants aux deux sommets.

Etat général assez bon.

Alimentation :

Pain, 480 gr.

Viande, 240 gr.

Légumes, 310 gr.

Vin, 48 centilitres.

Une soupe.

Analyse des urines du 18 juin :

Urines en 24 heures : 1 litre 500.

Chlorures par litre : 8 gr. 200.

Chlorures par 24 heures : 12 gr. 300.

OBSERVATION XXV (personnelle

Pleurésie et tuberculose pulmonaire (2ᵉ période).

J... B..., ébéniste, 25 ans.

Pleurésie dans le cours d'une tuberculose à la 2ᵉ période.

En 1894, première pleurésie à gauche. Depuis, toux peu fréquente, crachats muco-purulents peu abondants, parfois teintés de sang.

Huit jours avant l'entrée à l'hôpital (5 juin), frisson et point de côté à gauche. Le jour de l'entrée, on trouve à gauche tous les signes d'un épanchement moyennement abondant.

A droite, râles sous-crépitants et respiration soufflante au sommet.

10 juin. — Ponction qui donne issue à 700 gr. de liquide citrin.

19 juin. — Le liquide s'est reformé : la matité remonte au-dessus de la pointe de l'omoplate ; abolition des vibrations thoraciques et du murmure vésiculaire; son skodique ; déviation du cœur vers le bord gauche du sternum. Ponction : 550 gr. de liquide rosé contenant 2 gr. 50 de chlorures par litre.

Analyse des urines le 24 juin :
Quantité par 24 heures : 1,800 gr.
Chlorures par litre : 5 gr. 4.
Chlorures par 24 heures : 6 gr. 48.

CONCLUSIONS

I. Les chlorures sont si abondants dans nos tissus et nos humeurs, leur rôle si important dans certaines fonctions que leur présence chez nous est absolument nécessaire au bon fonctionnement de notre organisme, à l'entretien de la vie de nos cellules. La résistance de l'individu est en rapport direct avec la richesse chlorurique de son sérum.

II. Aussi toute maladie qui s'accompagne de déminéralisation, sauf quelques rares exceptions (diabète insipide, etc.) se signale-t-elle par des urines pauvres en chlorures.

III. Ces exceptions nous disent assez que l'hypochlorurie peut dans certains cas aider au diagnostic.

IV. Dans les maladies chroniques elle est une mesure assez certaine du pouvoir digestif des malades et par conséquent de leur nutrition.

V. Dans les maladies aiguës et chroniques graves, une hypochlorurie accentuée est d'un pronostic sombre et souvent l'indice d'une mort imminente.

VI. Avec l'achlorurie, la vie n'est plus possible ; l'estomac, privé de chlorures, cesse de fonctionner ; une cachexie rapide s'établit et la mort survient.

Faute de temps et de moyens, nous n'avons point essayé la médication chlorurée intensive (voies sto-macale, rectale et hypodermique) conseillée par M. Huchard, à qui elle a permis deux fois de conjurer des accidents de la plus haute gravité ; mais nous sommes persuadé qu'elle serait très souvent d'une grande efficacité, et c'est pourquoi nous nous propo-sons, plus tard, dans le cours de notre carrière médi-cale, de la mettre à l'essai.

D'ailleurs les beaux résultats de M. Huchard ne sont pas seuls à nous engager à le faire ; les expériences déjà anciennes du docteur Cotton nous donnent aussi de grandes espérances de succès ; car, expérimentant avec le sel marin au *Consumption hospital* de Londres dans des cas de phtisie (*Med. Times and. Gaz,* 28 mai 1859), il est arrivé aux conclusions suivantes :

1º Que l'administration graduelle de 4 à 8 grammes de chlorure de sodium produit rarement des nausées, de la soif ou un dérangement des organes de la diges-tion. Une dose plus forte pourrait amener des vomis-sements.

2º Que dans quelques cas le sel marin augmente l'appétit et agit comme tonique général.

3ᵉ Enfin que dans la phtisie son action tonique est comparable à celle des amers.

INDEX BIBLIOGRAPHIQUE

Becquerel. — Séméiotique des urines, 1840.

Berlioz et Lepinois. — *Archives de médecine exp.*, t. VI.

Berzélius. — Chimie. — Traduction française de 1824.

Caire. — Chlorure de sodium, thèse de Paris, 1873.

Dechambre. — Dictionnaire encycl. des Sc. médicales.

A. Gautier. — Cours de Chimie, t. III, 1892.

Gilles de la Tourette et Cathelineau. — La nutrition dans l'hystérie. *Progrès médical*, 1888, 89 et 90.

Harley. — De l'urine et de ses altérations path. traduction de Hahn, 1875.

Hayem et Winter. — Du Chimisme stomacal, Paris, 1891.

Hebert. — Des Chlorures dans les urines, thèse de Paris, 1874.

Heller. — Urines et sédiments.

Lafon, — Des chlorures dans les urines, *Revue d'Andrologie et de Gynécologie*, 1895.

Legorché et Talamon. — Traité des maladies des reins et des altérations pathologiques de l'urine, Paris, 1875.

Le Gendre. — Troubles et maladies de la nutrition, Traité de médecine de Charcot et Bouchard.

Manquat. — Traité élémentaire de thérapeutique, 1895 :

Alb. Mathieu. — Traité de médecine de Charcot et Bouchard.

Méhu. — L'urine normale et pathologique, 1880.

Neubauer et Vogel. — Analyse de l'urine et de ses sédiments, traduction de 1870.

RABUTEAU. — Analyse des urines, 1875.

A. ROBIN. — Urologie clinique, 1878.

YVON. — Manuel clinique de l'analyse des urines.

WINTER. — De l'équilibre moléculaire des humeurs. *Archives de Biologie*, 1896.

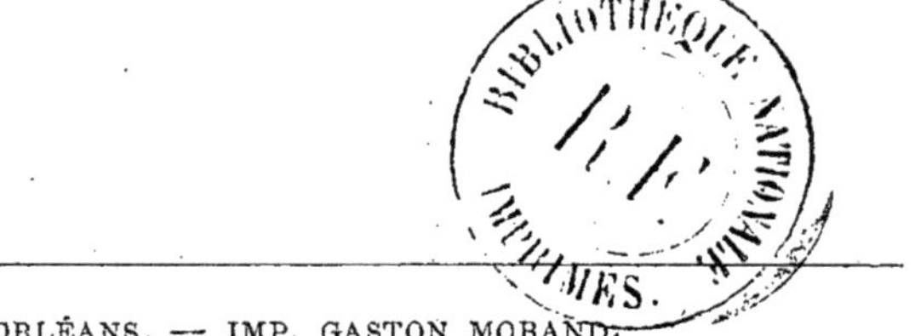